RECHERCHES CHIMIQUES

SUR LE

DÉPLATRAGE DES VINS

PAR LES SELS DE STRONTIANE

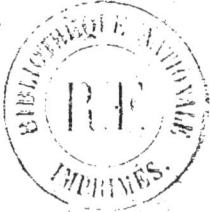

PAR MM.

U. GAYON.

PROFESSEUR A LA FACULTÉ DES SCIENCES,
DIRECTEUR A LA STATION AGRONOMIQUE DE BORDEAUX,

ET

Dr CH. BLAREZ,

PROFESSEUR A LA FACULTÉ DE MÉDECINE DE BORDEAUX,
DIRECTEUR DU LABORATOIRE DU SYNDICAT DU COMMERCE EN GROS
DES VINS ET SPIRITUEUX DE LA GIRONDE.

PARIS

IMPRIMERIE ET LIBRAIRIE CENTRALES DES CHEMINS DE FER

IMPRIMERIE CHAIX

SOCIÉTÉ ANONYME AU CAPITAL DE CINQ MILLIONS

Rue Bergère, 20

1890

RECHERCHES CHIMIQUES

SUR LE

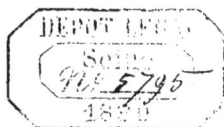

DÉPLATRAGE DES VINS

PAR LES SELS DE STRONTIANE

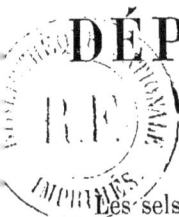

Les sels de baryte étant éminemment toxiques et ne devant pas servir, pour cette raison, à précipiter l'acide sulfurique des vins plâtrés (opération qu'on désigne sous le nom de *déplâtrage*), il a été soumis à l'appréciation du Syndicat du commerce en gros des vins et spiritueux de la Gironde des procédés nouveaux de déplâtrage, basés sur l'emploi de certains sels de strontiane. On sait, en effet, depuis longtemps, et M. V. Laborde, membre de l'Académie de médecine, vient de le confirmer tout récemment encore, que les composés du strontium sont sans danger pour la santé publique.

Chargés de rechercher quelles modifications ce mode de déplâtrage apporterait dans la constitution chimique des vins plâtrés, nous avons fait les expériences qui suivent :

1° Avec du tartrate de strontiane,

Et 2° Avec du phosphate de strontiane,

produits industriellement fabriqués.

I. — Déplâtrage par le tartrate de strontiane.

Nous avons choisi quatre échantillons de vin rouge renfermant des doses variables de sulfate de potasse, et nous les avons déplâtrés partiellement à l'aide d'un mélange de tartrate neutre de strontiane et d'acide tartrique dans les proportions de $1^{gr},662$ de tartrate de strontiane par gramme de sulfate de potasse, et de $0^{gr},394$ d'acide tartrique par gramme de tartrate neutre de strontiane.

La richesse initiale des vins en sulfate de potasse et le poids de substances employées par litre sont indiqués ci-après :

Vins mis en expérience.	Sulfate de potasse.	Tartrate neutre de strontiane.	Acide tartrique.
	gr.	gr.	gr.
N° 1. Espagne..... 1888	5,25	8,310	3,274
— 2. Vin de sucre. 1888	3,82	5,817	2,292
— 3. Aragon...... 1888	2,55	3,324	1,310
— 4. Coupage..... 1889	2,66	3,740	1,473

Le tartrate et l'acide tartrique, intimement mélangés, ont été versés dans une partie du vin; après avoir fait le plein des bouteilles et les avoir fermées avec un bouchon neuf, on les a agitées plusieurs fois en vingt-quatre heures, de manière à assurer la réaction intégrale des substances ajoutées sur le sulfate de potasse; puis, on a laissé les échantillons debout, — à côté d'échantillons du même vin non traité, — pour permettre au liquide de se clarifier. Cette clarification a été rapide et très complète : en moins de deux jours, toutes les matières insolubles s'étaient tassées au fond des bouteilles, et le vin surnageant était aussi limpide qu'après un collage et un fouettage énergiques. Les jours suivants, une certaine quantité de crème de tartre a cristallisé en adhérant fortement au verre. Le vin, décanté pour l'analyse et la dégustation. n'a pas perdu de sa couleur primitive.

Voici les résultats comparatifs de l'analyse des vins ainsi traités et des vins témoins non traités :

Déplâtrage par le mélange de tratrate neutre de strontiane et d'acide tartrique.

ÉCHANTILLONS ANALYSÉS	DENSITÉ A 15°	ALCOOL en volume.	EXTRAIT par litre.		CENDRES par litre.	SULFATE DE POTASSE par litre.	CRÈME DE TARTRE par litre.	ACIDE TARTRIQUE par litre.	ALCALINITÉ des cendres par litre.		ACIDITÉ TOTALE en acide sulfurique par litre.
			A 100 degrés	Houdart.					en carbonate de potasse.	en crème de tartre.	
	°	gr.	gr.	gr.	gr.	gr.	gr.	gr.	gr.	gr.	gr.
n° 1 Espagne 1888. { plâtré.	944,4	16,0	33,50	31,00	5,50	5,25	2,41	0,07	0,72	1,97	4,10
{ déplâtré.	993,2	15,95	32,75	28,60	2,75	0,82	4,24	1,14	1,72	4,70	4,90
n° 2 Vin de sucre 1888. { plâtré.	991,7	12,3	15,75	17,60	4,25	3,82	1,80	0,00	0,75	1,90	2,83
{ déplâtré.	991,2	12,2	14,75	16,20	2,50	0,80	4,09	0,35	1,38	3,76	3,44
n° 3 Aragon 1888. { plâtré.	991,6	13,9	20,75	20,80	3,40	2,55	2,55	0,00	0,93	2,54	5,00
{ déplâtré.	991,4	13,8	20,50	20,20	2,75	0,67	4,10	0,40	1,59	4,32	5,44
n° 4 Coupage 1889. { plâtré.	994,4	14,2	28,75	27,30	4,50	2,66	2.36	0,00	1,21	3,29	4,10
{ déplâtré.	993,8	14,1	27,75	25,80	3,40	0,80	2,88	0,80	1,62	4,42	4,70

L'examen de ce tableau montre que :

1° L'opération du déplâtrage par le mélange de tartrate neutre de strontiane et d'acide tartrique n'a pas modifié la richesse alcoolique du vin ;

2° La richesse en extrait sec et la densité ont diminué ;

3° Le poids des cendres, exagéré par le plâtrage, est devenu le même que dans des vins naturels non plâtrés ;

4° La crème de tartre et l'alcalinité des cendres ont été fortement accrues ;

5° La dose de sulfate de potasse a été ramenée à des proportions normales ;

6° L'acidité totale a légèrement augmenté, grâce à l'addition d'une quantité un peu trop forte d'acide tartrique ;

7° Le déplâtrage n'a pas seulement fait disparaître le sulfate de potasse en excès, il a en outre restitué au vin les éléments que le plâtrage avait enlevés plus ou moins complètement.

On peut se rendre compte de ces résultats par l'étude des réactions chimiques produites dans les vins traités.

Si l'on admet, en effet, que les vins plâtrés renferment du sulfate neutre de potasse, on voit que l'addition de tartrate neutre de strontiane provoque la formation de sulfate neutre de strontiane et de tartrate neutre de potasse, d'après l'équation :

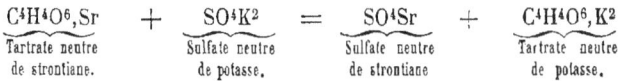

$$C^4H^4O^6,Sr \quad + \quad SO^4K^2 \quad = \quad SO^4Sr \quad + \quad C^4H^4O^6,K^2$$

Tartrate neutre de strontiane.   Sulfate neutre de potasse.   Sulfate neutre de strontiane   Tartrate neutre de potasse.

Mais, en présence de l'acide tartrique libre ajouté, le tartrate neutre de potasse se transforme en tartrate acide ou crème de tartre :

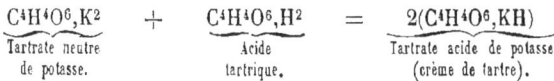

$$C^4H^4O^6,K^2 \quad + \quad C^4H^4O^6,H^2 \quad = \quad 2(C^4H^4O^6,KH)$$

Tartrate neutre de potasse.   Acide tartrique.   Tartrate acide de potasse (crème de tartre).

De sorte que le traitement revient à ajouter au vin du tartrate acide de strontiane, et que l'on a :

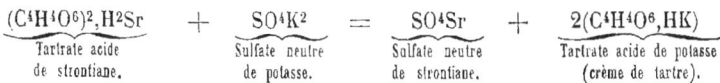

$$(C^4H^4O^6)^2,H^2Sr \quad + \quad SO^4K^2 \quad = \quad SO^4Sr \quad + \quad 2(C^4H^4O^6,HK)$$

Tartrate acide de strontiane.   Sulfate neutre de potasse.   Sulfate neutre de strontiane.   Tartrate acide de potasse (crème de tartre).

On voit donc, qu'en résumé, le sulfate de potasse, résultat du plâtrage, est précipité à l'état de sulfate neutre de strontiane insoluble et de tartrate acide de potasse peu soluble, le vin ne retenant en dissolution, de ce dernier sel, que la proportion contenue dans un vin naturel.

En raison de l'acide sulfurique qui peut se trouver, dans le vin, à l'état de liberté, ou à l'état de sulfate acide de potasse ; et, en raison aussi du prix assez élevé de l'acide tartrique, il était intéressant de rechercher la dose minimum de ce corps qu'il serait nécessaire d'employer dans la pratique commerciale du déplâtrage. Les essais qui suivent ont été faits dans ce but avec des vins plâtrés à divers degrés : dans chaque essai, on a fait disparaître la même quantité de sulfate de potasse avec des poids constants de tartrate neutre de strontiane, mais avec des doses croissantes d'acide tartrique, d'après le tableau ci-dessous :

VINS MIS EN EXPÉRIENCE		POIDS INITIAL de sulfate de potasse par litre	DÉPLATRAGE (1 gr. 662 tartrate neutre de strontiane par gramme de sulfate de potasse.)			
			Poids de sulfate de potasse à faire disparaître par litre	Poids de tartrate neutre de strontiane employé par litre	Poids d'acide tartrique libre employé par litre	Poids d'acide tartrique libre calculé correspondant à 1 gr. de tartrate neutre de strontiane employé
		gr.	gr.	gr.	gr.	gr.
I Vin rouge	n° 1, témoin.	5,85	»	»	»	»
	2, déplâtré	id.	5,00	8,31	0,00	0,000
	3, id.	id.	id.	id.	2,00	0,240
	4, id.	id.	id.	id.	4,00	0,480
II Vin rouge	n° 5, témoin.	5,70	»	»	»	»
	6, déplâtré	id.	5,00	8,31	1,00	0,120
	7, id.	id.	id.	id.	1,43	0,170
III Vin rouge	n° 8, témoin.	4,50	»	»	»	»
	9, déplâtré	id.	4,00	6,65	0,00	0,000
	10, id.	id.	id.	id.	1,13	0,170
	11, id.	id.	id.	id.	1,70	0,256
	12, id.	id.	id.	id.	2,26	0,340
	13, id.	id.	id.	id.	3,40	0,512
IV Vin rouge légèrement piqué	n° 14, témoin.	2,30	»	»	»	»
	15, déplâtré	id.	2,00	3,32	0,42	0,125

Après un repos suffisant, ces divers échantillons, parfaitement limpides, ont été analysés; les résultats sont consignés ci-après :

ÉCHANTILLONS ANALYSÉS		POIDS d'acide tartrique employé par gramme de tartrate neutre de strontiane utilisé	EXTRAIT A 100° par litre	CENDRES par litre	SULFATE DE POTASSE par litre	CRÈME DE TARTRE par litre	ALCALINITÉ des cendres par litre		ACIDITÉ TOTALE en acide sulfurique par litre
							en carbonate de potasse	en crème de tartre	
		gr.	gr.	gr.	gr.	gr.	gr.	gr.	gr.
I	n° 1, témoin .	»	»	6,75	5,85	1,58	»	»	4,20
	2, déplâtré.	0,000	»	»	0,85	2,06	»	»	3,25
	3, id.	0,240	»	3,80	0,85	3,28	»	»	3,75
	4, id.	0,480	»	»	0,70	3,38	»	»	4,65
II	n° 5, témoin .	»	28,70	6,00	5,70	2,06	0,76	2,06	4,75
	6, déplâtré.	0,120	24,90	3,10	0,90	3,00	2,14	5,82	3,90
	7, id.	0,170	25,00	3,50	0,85	2,92	2.41	6,58	4,05
III	n° 8, témoin .	»	31,20	5,20	4,50	2,82	»	»	4,50
	9, déplâtré.	0,000	26,70	3,50	0,60	2,06	2,48	6,77	3,65
	10, id.	0,170	27,20	3,20	0,65	3,38	1,48	3,05	4,20
	11, id.	0,256	27,50	2,30	0,50	3,57	1,66	4,51	4,65
	12, id.	0,340	28,00	2,80	0,65	3,57	1,73	4,70	4,75
	13, id.	0,512	28,50	2,30	0,60	3,76	1,45	3,95	5,45
IV	n° 14, témoin.	»	19,20	3,00	2 30	2,63	0,97	2,63	5,50
	15, déplâtré.	0,125	19,80	3,80	0,50	4,51	2,21	6,01	5,10

Ces analyses confirment les précédentes, mais elles montrent en outre que :

1° Pour rétablir le vin dans l'état où il eût été obtenu sans plâtrage, il suffit d'ajouter à $1^{gr}662$ de tartrate neutre de strontiane, par gramme de sulfate de potasse à précipiter, un quart environ de ce poids d'acide tartrique, soit $0^{gr}240$ par gramme de sel de strontiane (n°s 3 et 11);

2° Si l'on ne met pas d'acide tartrique, ou si on en ajoute moins de $0^{gr}240$ par gramme de tartrate neutre de strontiane, il se fait des proportions variables de tartrate neutre de potasse et l'alcalinité des cendres en est notablement accrue (n°s 6, 7, 9 et 15);

3° Si la dose d'acide tartrique employé n'est pas trop élevée, l'acidité totale diminue légèrement (n°s 2, 3, 6, 9 ; mais si, au contraire, on augmente la proportion d'acide tartrique, on accroît inutilement l'acidité du vin (n°s 4 et 13);

4° La proportion de crème de tartre en dissolution dans le vin augmente rapidement, mais elle ne dépasse pas une certaine limite, variable avec la nature du vin, quel que soit l'excès d'acide tartrique employé (n°s 3, 4, 6, 7, 10, 11, 12 et 13);

5° Dans le cas du vin piqué (IV), l'acidité totale est restée à peu près constante, mais, chose remarquable, *l'ascescence a diminué et a presque entièrement disparu.*

On vient de voir que l'opération du déplâtrage avait eu pour résultat d'accroître la quantité de crème de tartre dissoute dans le vin jusqu'à une limite qui restait indépendante de la quantité d'acide tartrique ajouté. Il s'en produit, il est vrai, beaucoup plus, mais l'excès se retrouve, dans le dépôt solide, mêlé au sulfate de strontiane résultant de la réaction. Voici en effet, la composition des dépôts formés dans les échantillons (n°s 6, 7, 11 et 15) :

	N° 6.	N° 7.	N° 11.	N° 15.
	Par litre.	Par litre.	Par litre.	Par litre.
	gr.	gr.	gr.	gr.
Crème de tartre..................	3,30	4,70	5,82	1,31
Matières autres, solubles dans l'eau.	3,85	»	2,11	2,75
Sulfate de strontiane et autres matières insolubles dans l'eau......	4,42	»	3,85	1,74
Poids total du dépôt.........	11,57	»	11,78	5,80

Ces dépôts renferment donc des quantités importantes de crème de tartre, qu'il pourra y avoir intérêt à en extraire pour diminuer le prix de revient du déplâtrage.

Pour compléter cette étude du déplâtrage des vins par le mélange de tartrate neutre de strontiane et d'acide tartrique, on a fait l'analyse comparative des cendres d'un vin ainsi traité et du même vin non traité. On a obtenu :

	Cendres du vin plâtré.	Cendres du vin déplâtré.
	gr.	gr.
Poids total, par litre	4,296	2,576
Matières solubles dans l'eau :		
Sulfate de potasse 3,345		0,642
Carbonate de potasse. 0,141	3,694	1,162
Chlorure de sodium 0,106		0,104 1,996
Phosphates et divers. 0,102		0,088
Matières insolubles dans l'eau. . .	0,582	0,578

La partie insoluble des cendres du vin plâtré renferme du carbonate de chaux avec des traces de sulfate de chaux et de phosphate de chaux; dans la partie insoluble des cendres du vin déplâtré, on trouve du carbonate de chaux et une petite quantité de carbonate de strontiane provenant de la réaction du carbonate de potasse formé pendant l'incinération sur des traces de sulfate de strontiane.

On peut remplacer le mélange de tartrate neutre de strontiane et d'acide tartrique par un mélange de carbonate de strontiane et d'acide tartrique. Dans ce cas, on délaie le carbonate et l'acide tartrique dans un peu de vin, puis, lorsque l'effervescence a été calmée, on mélange le tout au reste du vin et l'on agite fréquemment pendant vingt-quatre heures. Le vin ainsi traité prend la constitution chimique d'un vin naturel non plâtré, et la majeure partie de l'acide tartrique ajouté se retrouve dans le dépôt à l'état de crème de tartre.

Voici les résultats obtenus avec un vin renfermant $4^{gr}50$ de sulfate de potasse par litre :

	Vin non déplâtré.	Vin déplâtré.
	gr.	gr.
Poids de carbonate de strontiane ajouté. . . .	»	3,60
Poids d'acide tartrique ajouté	»	5,51
Sulfate de potasse	4,50	0,60
Acidité totale	4,50	4,65
Crème de tartre	2,82	3,19
Extrait sec à 100°.	31,20	25,90
Cendres.	5,20	2,40
Alcalinité des cendres en carbonate de potasse.	»	1,59
Id. en crème de tartre. . .	»	4,32

La partie insoluble accumulée au fond de la bouteille, après le déplâtrage, se composait de :

		gr.
Matières solubles dans l'eau { Crème de tartre....		5,91
{ Diverses..........		2,27
Matières insolubles dans l'eau...		3,67
TOTAL.......................		11,85

Cette expérience montre que l'on peut utiliser le carbonate de strontiane et l'acide tartrique sans être obligé de préparer spécialement le tartrate de strontiane ; mais la manipulation du mélange est moins commode, à cause de la mousse produite par le dégagement d'acide carbonique ; le dépôt se fait plus lentement et, par suite, le vin est plus long à se clarifier.

Il résulte de tous ces essais qu'en ajoutant à un vin plâtré du tartrate acide de strontiane ou le mélange des substances capables de le produire, on fait disparaître, à volonté, des doses déterminées de sulfate de potasse, et qu'on peut reconstituer un vin de composition normale, sans modification de la couleur. Si l'on remarque, en outre, que cette opération constitue un véritable collage et qu'elle n'introduit dans le vin aucun germe d'altération, il sera permis de conclure que les avantages attribués au plâtrage (défécation, limpidité, stérilisation partielle) resteront acquis même après le déplâtrage.

II. — Déplâtrage par le phosphate de strontiane.

Nous avons fait aussi quelques essais de déplâtrage par le phosphate neutre de strontiane, avec 1^{gr}40 de sel par gramme de sulfate de potasse. Ces essais ont porté sur quatre échantillons de vin rouge et un échantillon de vin blanc, dont l'analyse a été faite après un mois de repos.

Le tableau suivant donne à la foie la nature du vin essayé, le poids de sel employé et les résultats comparatifs de l'analyse :

Déplâtrage par le phosphate neutre de strontiane.

ÉCHANTILLONS ANALYSÉS	POIDS de phosphate de strontiane ajouté par litre.	DENSITÉ A 15°	ALCOOL en volume.	EXTRAIT par litre.		CENDRES par litre.	SULFATE DE POTASSE par litre.	CRÈME DE TARTRE par litre.	ALCALINITÉ des cendres par litre.	
				A 100 degrés	Houdart.				en carbonate de potasse.	en crème de tartre.
	gr.		°	gr.	gr.	gr.	gr.	gr.	gr.	gr.
N° 1, Vin rouge Aragon 1888. plâtré..	»	995,6	13,25	25,25	27,70	6,50	6,07	1,80	0,76	2,07
déplâtré	8,61	995,2	13,20	24,50	26,80	6,40	0,52	0,85	0,58	1,60
N° 2, Vin de sucre rouge 1888. plâtré..	»	991,6	12,3	15,50	17,20	4,25	3,90	1,55	0,75	2,00
déplâtré	5,40	991,2	12,3	14,50	16,40	5,00	0,21	0,65	0,38	1,04
N° 3, Vin de coupage rouge Espagne 1889 plâtré..	»	993,6	13,1	22,00	23,10	4,25	3,90	2,00	0,72	2,00
déplâtré	4,50	994,0	13,0	22,75	23,80	5,25	0,52	1,65	0,83	2,26
N° 4, Espagne 1888, rouge. plâtré..	»	994,4	11,1	19,00	20,10	4,00	2,03	0,00	1,83	4,98
déplâtré	2,73	995,0	11,1	20,25	21,50	5,25	0,37	0,00	1,66	4,51
N° 5, Vin blanc. plâtré..	»	»	11,6	79,00	»	2,75	1,65	1,70	0,42	1,13
déplâtré	2,18	»	11,6	81,00	»	3,00	0,21	2,10	0,31	0,85

Ce tableau montre que le déplâtrage s'est bien effectué et que la dose de sulfate de potasse a été ramenée à des proportions normales; mais, contrairement à ce qui arrive dans le déplâtrage par le tartrate neutre de strontiane, le vin traité ne reprend pas la composition d'un vin naturel. En effet, le poids de crème de tartre n'augmente pas, le poids des cendres est resté excessif et l'acidité totale, complètement modifiée dans sa nature, est devenue impossible à doser par l'eau de chaux.

En résumé :

1° L'opération du déplâtrage des vins par le tartrate de strontiane seul, ou mieux avec un quart environ de son poids d'acide tartrique, se fait facilement et donne un vin qui, à quelques traces près de strontiane, possède la composition d'un vin naturel non plâtré;

2° Le déplâtrage par le phosphate de strontiane réussit aussi, mais le vin n'a pas la composition d'un vin naturel.

Bordeaux, juillet 1890.

Dr Ch. BLAREZ,
Professeur à la Faculté de Médecine.

E. GAYON,
Professeur à la Faculté des Sciences.

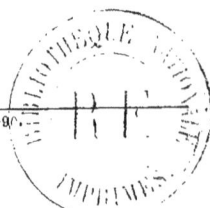

PARIS. — IMPRIMERIE CHAIX, 20, RUE BERGÈRE. — 22006-10-90

www.ingramcontent.com/pod-product-compliance
Lightning Source LLC
Chambersburg PA
CBHW050457210326
41520CB00019B/6255